56 Recetas de Jugos Para Prevenir Cálculos Renales:

Haga su Camino Con Jugos Hacia Una Vida Más Saludable y Feliz

Por

Joe Correa CSN

DERECHOS DE AUTOR

RECONOCIMIENTOS

Este libro está dedicado a mis amigos y familiares que han tenido una leve o grave enfermedad, para que puedan encontrar una solución y hacer los cambios necesarios en su vida.

56 Recetas de Jugos Para Prevenir Cálculos Renales:

Haga su Camino Con Jugos Hacia Una Vida Más Saludable y Feliz

Por

Joe Correa CSN

CONTENIDOS

ACERCA DEL AUTOR

Luego de años de investigación, honestamente creo en los efectos positivos que una nutrición apropiada puede tener en el cuerpo y la mente. Mi conocimiento y experiencia me han ayudado a vivir más saludablemente a lo largo de los años y los cuales he compartido con familia y amigos. Cuanto más sepa acerca de comer y beber saludable, más pronto querrá cambiar su vida y sus hábitos alimenticios.

La nutrición es una parte clave en el proceso de estar saludable y vivir más, así que empiece ahora. El primer paso es el más importante y el más significativo.

INTRODUCCIÓN

56 Recetas de Jugos Para Prevenir Cálculos Renales: Haga su Camino Con Jugos Hacia Una Vida Más Saludable y Feliz

Por Joe Correa CSN

Los cálculos renales son uno de los problemas urológicos más comunes, afectando a casi 14% de la población. Los hombres están afectados unas tres veces más que las mujeres. El tamaño del cálculo puede variar desde pequeño (unos milímetros) a uno gigante que ocupe todo el riñón. La mayoría de las veces, los cálculos pasarán a través del tracto urinario por sí solos. Sin embargo, a veces es necesario un tratamiento médico para remover un cálculo que esté trabado en el camino.

La formación de cálculos renales está relacionada directamente con una orina espesa con poca agua. Este tipo de orina contiene substancias que se acumulan en el riñón, y eventualmente forman el cálculo. Una de las razones principales de una orina espesa es una ingesta insuficiente de fluidos y una dieta pobre.

Uno de los primeros síntomas de un cálculo en crecimiento es un dolor severo en la espalda, orina frecuente y dolorosa, nausea y vómito, y sangre en la orina.

Una de las mejores formas de prevenir la formación de cálculos renales es una dieta apropiada seguida de una ingesta correcta de fluidos, especialmente jugos de frutas y vegetales recientemente exprimidas que están repletos de antioxidantes y otros nutrientes importantes.

He creado una colección maravillosa de jugos que están basados en ingredientes saludables, y que ayudarán a limpiar su tracto urinario y prevenir que los cálculos renales se formen. Encontrarás algunas recetas de jugos con arándanos agrios, que son famosos por los efectos positivos que tienen en el tracto urinario. Los arándanos agrios son una de las curas naturales más comunes que los doctores prescriben para esta condición. Combinados con otras frutas y vegetales valiosos que encontrará en estas recetas, detendrán todas las infecciones potenciales e impulsarán su sistema inmune.

Tome unos minutos cada mañana para prepararse un jugo que le ayudará a lograr una vida feliz y saludable.

56 RECETAS DE JUGOS PARA PREVENIR CÁLCULOS RENALES: HAGA SU CAMINO CON JUGOS HACIA UNA VIDA MÁS SALUDABLE Y FELIZ

1.   Jugo de Zanahoria y Espinaca

Ingredientes:

3 zanahorias grandes

1 puñado de espinaca, en trozos

1 taza de coliflor, en trozos

1 taza de Acelgas, en trozos

¼ cucharadita de Sal Himalaya

2 onzas de agua

Preparación:

Lavar las zanahorias y cortarlas en rodajas. Dejar a un lado.

Combinar la espinaca y acelga en un colador y lavar bajo agua fría. Colar y romper con las manos. Dejar a un lado.

Recortar las hojas externas de la coliflor. Lavar y trozar. Reservar el resto en la nevera.

Combinar las zanahorias, espinaca, acelga y coliflor en una juguera, y pulsar.

Transferir a un vaso y añadir la sal y agua. Agregar algunos cubos de hielo y servir inmediatamente.

Información nutricional por porción: Kcal: 138, Proteínas: 14.4g, Carbohidratos: 39.7g, Grasas: 2.2g

2.   Jugo de Palta y Brócoli

Ingredientes:

1 taza de palta, en trozos

1 taza de brócoli, en trozos

1 pepino grande

1 limón grande, sin piel

1 lima grande, sin piel

3 onzas de agua

Preparación:

Pelar la palta y cortarla por la mitad. Remover el carozo y trozar. Dejar a un lado.

Lavar el brócoli y trozarlo. Dejar a un lado.

Lavar el pepino y cortarlo en rodajas gruesas. Dejar a un lado.

Pelar el limón y la lima. Cortarlos por la mitad. Dejar a un lado.

Procesar la palta, brócoli, pepino, limón y lima en una juguera. Transferir a un vaso y añadir el agua.

Agregar hielo y servir inmediatamente.

Nota:

El limón y la lima tienen un alto contenido de citratos, asique añada más agua de lo normal.

Información nutricional por porción: Kcal: 281, Proteínas: 8.3g, Carbohidratos: 38.8g, Grasas: 22.8g

3.   Jugo de Arándanos y Sandía

Ingredientes:

2 tazas de arándanos

2 tazas de sandía, sin semillas

1 pomelo grande, en trozos

1 cucharada de miel líquida

2 onzas de agua

Preparación:

Lavar los arándanos bajo agua fría. Colar y dejar a un lado.

Cortar la sandía por la mitad. Para dos tazas, necesitará 2 gajos grandes. Pelarlos y cortarlos en cubos. Remover las semillas y dejar a un lado. Reservar el resto para otros jugos.

Pelar el pomelo y dividirlo en gajos. Dejar a un lado.

Procesar los arándanos, sandía y pomelo en una juguera. Transferir a vasos y añadir la miel y agua.

Refrigerar 15 minutos antes de servir.

Información nutricional por porción: Kcal: 375, Proteínas: 5.9g, Carbohidratos: 92.1g, Grasas: 1.7g

4.   Jugo de Coco y Mango

Ingredientes:

1 mango grande, en trozos

1 taza de semillas de granada

1 zanahoria grande

1 manzana Granny Smith pequeña, sin centro

2 onzas de agua de coco

Preparación:

Lavar el mango y trozarlo. Dejar a un lado.

Cortar la parte superior de la granada y bajar a cada membrana blanca. Remover las semillas a un tazón mediano.

Lavar la zanahoria y cortarla en rodajas gruesas. Dejar a un lado.

Lavar la manzana y remover el centro. Trozar y dejar a un lado.

Combinar el mango, semillas de granada, zanahoria y manzana en una juguera, y pulsar.

Transferir a un vaso y añadir el agua de coco. Refrigerar o agregar cubos de hielo y servir inmediatamente.

Información nutricional por porción: Kcal: 338, Proteínas: 5.5g, Carbohidratos: 94.1g, Grasas: 2.7g

5. Jugo de Cereza, Tomate y Berro

Ingredientes:

1 taza de tomates cherry, por la mitad

1 taza de berro, en trozos

1 taza de calabaza, en trozos

1 taza de verdes de ensalada, en trozos

1 pepino grande

Preparación:

Lavar los tomates y ponerlos en un tazón. Cortarlos por la mitad y reservar el jugo. Dejar a un lado.

Combinar el berro y verdes de ensalada en un colador, y lavar. Romper con las manos y dejar a un lado.

Pelar la calabaza y cortarla por la mitad. Remover las semillas usando una cuchara. Cortar un gajo grande y pelarlo. Trozar y dejar a un lado. Reservar el resto.

Lavar el pepino y cortarlo en rodajas gruesas. Dejar a un lado.

Procesar los tomates, berro, verdes de ensalada, calabaza y pepino en una juguera. Transferir a un vaso y añadir el jugo de tomate. Agregar hielo antes de servir.

Información nutricional por porción: Kcal: 96, Proteínas: 6.4g, Carbohidratos: 27.4g, Grasas: 1g

6.   Jugo de Espinaca y Alcachofa

Ingredientes:

1 puñado grande de espinaca

1 cabeza de alcachofa grande

1 taza de batatas, en cubos

1 taza de verdes de nabo, en trozos

1 taza de albahaca, en trozos

2 onzas de agua

¼ cucharadita de Sal Himalaya

Preparación:

Combinar la espinaca, verdes de nabo y albahaca en un colador, y lavar bajo agua fría. Colar y trozar con sus manos. Dejar a un lado.

Recortar las hojas externas de la alcachofa. Trozar y dejar a un lado.

Pelar la batata y trozar. Dejar a un lado.

Procesar la espinaca, verdes de nabo, albahaca, alcachofa y batata en una juguera. Transferir a un vaso y añadir el agua y sal Himalaya.

Agregar hielo y servir inmediatamente.

Información nutricional por porción: Kcal: 202, Proteínas: 18.6g, Carbohidratos: 60.7g, Grasas: 1.9g

7.   Jugo de Calabaza Amarilla y Frijoles

Ingredientes:

1 taza de calabaza amarilla, en trozos

1 taza de frijoles verdes, en trozos

1 taza apio fresco, en trozos

1 taza de repollo morado, en trozos

1 pepino grande

1 pimiento verde grande, sin semillas

¼ cucharadita de Sal Himalaya

2 onzas de agua

Preparación:

Pelar la calabaza amarilla y remover las semillas. Cortar en cubos y reservar el resto para otro jugo, envuelto en film.

Combinar el repollo morado y apio en un colador, y lavar bajo agua fría. Colar y romper con las manos. Dejar a un lado.

Lavar los frijoles verdes y trozarlos. Dejar a un lado.

Lavar el pepino y cortarlo en rodajas gruesas. Dejar a un lado.

Lavar los pimientos y cortarlos por la mitad. Remover las semillas y trozar. Dejar a un lado.

Procesar la calabaza amarilla, repollo, apio, frijoles verdes, pepino y pimiento en una juguera.

Transferir a un vaso y añadir la sal y agua. Refrigerar 30 minutos antes de servir.

Información nutricional por porción: Kcal: 163, Proteínas: 7.7g, Carbohidratos: 48.2g, Grasas: 1.1g

8.   Jugo de Kiwi y Zanahoria

Ingredientes:

2 kiwis grandes, sin piel

2 zanahorias grandes

1 manzana dulce grande, sin centro

1 taza de menta, en trozos

1 naranja grande, sin piel

2 onzas de agua

Preparación:

Pelar los kiwis y cortarlos por la mitad. Dejar a un lado.

Lavar las zanahorias y cortarlas en rodajas gruesas. Dejar a un lado.

Lavar la manzana y remover el centro. Trozar y dejar a un lado.

Lavar la menta fresca y trozarla. Dejar a un lado.

Combinar los kiwis, zanahorias, manzana y menta en una juguera, y pulsar. Transferir a un vaso y añadir hielo antes de servir.

Información nutricional por porción: Kcal: 292, Proteínas: 6.1g, Carbohidratos: 88.6g, Grasas: 1.8g

9.   Jugo de Remolachas Sangrientas

Ingredientes:

2 remolachas grandes, recortadas

1 manzana roja grande, sin centro

1 taza de semillas de granada

1 pepino grande

1 nudo de jengibre pequeño, de 1 pulgada

Preparación:

Lavar las remolachas y recortar las partes verdes. Trozar y dejar a un lado.

Lavar la manzana y remover el centro. Trozar y dejar a un lado.

Cortar la parte superior de la granada y bajar a cada membrana blanca. Remover las semillas a un tazón mediano.

Lavar el pepino y cortarlo en rodajas gruesas. Dejar a un lado.

Pelar el nudo de jengibre y dejar a un lado.

Procesar las remolachas, manzana, semillas de granada, pepino y nudo de jengibre en una juguera. Transferir a un vaso y añadir hielo. Puede agregar 1 cucharada de miel.

Servir inmediatamente.

Información nutricional por porción: Kcal: 285, Proteínas: 8g, Carbohidratos: 81.6g, Grasas: 2.2g

10.   Jugo de Zanahoria y Uva

Ingredientes:

3 zanahorias grandes

1 taza de uvas verdes

1 manzana Granny Smith, sin centro

1 limón grande, sin piel

Un puñado de espinaca

2 onzas de agua

Preparación:

Lavar las zanahorias y cortarlas en rodajas gruesas. Dejar a un lado.

Lavar las uvas y dejarlas a un lado.

Lavar la manzana y remover el centro. Trozar y dejar a un lado.

Pelar el limón y cortarlo por la mitad. Dejar a un lado.

Lavar la espinaca bajo agua fría. Trozar y dejar a un lado.

Combinar las zanahorias, uvas, manzana, limón y espinaca en una juguera, y pulsar. Transferir a un vaso y añadir el agua.

Refrigerar 20 minutos antes de servir.

Información nutricional por porción: Kcal: 208, Proteínas: 1.4g, Carbohidratos: 62.6g, Grasas: 1.4g

11. Jugo Verde de Calabaza

Ingredientes:

1 taza de zapallo calabaza

1 taza de verdes de ensalada, en trozos

1 taza de col rizada, en trozos

1 taza Lechuga romana, en trozos

1 pepino grande

½ cucharadita de Sal Himalaya

¼ cucharadita de Pimienta cayena, pequeña

2 onzas de agua

Preparación:

Lavar el zapallo calabaza y cortarlo por la mitad. Remover las semillas. Trozar y dejar a un lado. Reservar el resto.

Combinar los verdes de ensalada, col rizada y lechuga en un colador. Lavar bajo agua fría y romper con las manos. Dejar a un lado.

Lavar el pepino y cortarlo en rodajas gruesas. Dejar a un lado.

Combinar el zapallo calabaza, verdes de ensalada, col rizada, lechuga y pepino en una juguera, y pulsar.

Transferir a un vaso y añadir la sal, pimienta cayena y agua. Refrigerar 15 minutos antes de servir.

Información nutricional por porción: Kcal: 91, Proteínas: 7.8g, Carbohidratos: 25.2g, Grasas: 1.6g

12. Jugo de Melón y Cereza

Ingredientes:

1 gajo de melón dulce grande

1 taza de cerezas frescas

1 lima grande, sin piel

1 naranja grande, sin piel

1 cucharada de miel, cruda

2 onzas de agua de coco

Preparación:

Cortar el melón por la mitad. Remover las semillas. Cortar un gajo grande y pelarlo. Trozar y poner en un tazón. Reservar el resto en la nevera.

Lavar las cerezas y cortarlas por la mitad. Remover los carozos y dejar a un lado.

Pelar la lima y cortarla por la mitad. Dejar a un lado.

Pelar la naranja y dividirla en gajos. Dejar a un lado.

Procesar el melón, cerezas, lima y naranja en una juguera. Transferir a un vaso y añadir la miel y agua de coco.

Agregar hielo y servir inmediatamente.

Información nutricional por porción: Kcal: 276, Proteínas: 4.2g, Carbohidratos: 78.9g, Grasas: 0.7g

13. Jugo de Brotes de Bruselas e Hinojo

Ingredientes:

2 tazas de Brotes de Bruselas

2 tazas de hinojo

1 taza de repollo morado, en trozos

1 limón grande, sin piel

1 taza de verdes de remolacha, en trozos

1 pepino grande

Preparación:

Lavar los brotes de Bruselas y recortar las hojas externas. Cortarlos por la mitad y dejar a un lado.

Lavar el bulbo de hinojo y recortar las capas marchitas. Trozar y dejar a un lado.

Combinar el repollo y verdes de remolacha en un colador y lavar bajo agua fría. Trozar y dejar a un lado.

Lavar el pepino y cortarlo en rodajas gruesas. Dejar a un lado.

Combinar los brotes de Bruselas, hinojo, repollo, verdes de remolacha y pepino en una juguera, y pulsar.

Transferir a un vaso y añadir algunos cubos de hielo antes de servir.

Información nutricional por porción: Kcal: 154, Proteínas: 12.8g, Carbohidratos: 53g, Grasas: 1.5g

14.   Jugo de Naranja y Mango

Ingredientes:

1 taza de trozos de mango

1 naranja grande, sin piel

1 manzana verde grande, sin centro

1 lima grande, sin piel

1 nudo de jengibre pequeño, 1 pulgada

2 onzas de agua

Preparación:

Lavar el mango y trozarlo. Rellenar un vaso medidor y refrigerar el resto.

Pelar la naranja y dividirla en gajos. Dejar a un lado.

Lavar la manzana y remover el centro. Trozar y dejar a un lado.

Pelar la lima y cortarla por la mitad. Dejar a un lado.

Pelar el nudo de jengibre y dejar a un lado.

Procesar el mango, naranja, manzana, lima y jengibre en una juguera. Transferir a un vaso y añadir el agua.

Agregar hielo y servir inmediatamente.

Información nutricional por porción: Kcal: 268, Proteínas: 12.8g, Carbohidratos: 53g, Grasas: 1.5g

15.   Jugo de Calabacín y Pimiento

Ingredientes:

2 pimientos amarillos grandes, en trozos

1 calabacín grande, en trozos

1 taza de berro, en trozos

1 zanahoria grande

1 taza de chirivías, en trozos

½ cucharadita de Sal Himalaya

Preparación:

Lavar los pimientos y cortarlos por la mitad. Remover las semillas y trozar. Dejar a un lado.

Pelar el calabacín y cortarlo por la mitad. Remover las semillas y trozar. Dejar a un lado.

Lavar el berro bajo agua fría y romper con las manos. Dejar a un lado.

Lavar la zanahoria y chirivías. Trozar y dejar a un lado.

Procesar los pimientos, calabacín, berro, zanahoria y chirivías en una juguera. Transferir a un vaso y añadir la sal.

Refrigerar 15 minutos antes de servir.

Información nutricional por porción: Kcal: 243, Proteínas: 11.2g, Carbohidratos: 70g, Grasas: 2.5g

16.   Jugo de Espárragos y Apio

Ingredientes:

1 taza de espárragos, recortados

1 taza de apio, en trozos

1 taza de col rizada fresca, en trozos

1 taza de verdes de mostaza, en trozos

1 limón grande

1 pepino grande

Preparación:

Lavar los espárragos y recortar las puntas. Trozar y dejar a un lado.

Lavar el apio y trozarlo. Dejar a un lado.

Combinar la col rizada y verdes de mostaza en un colador, y lavar bajo agua fría. Romper con las manos y dejar a un lado.

Pelar el limón y cortarlo por la mitad. Dejar a un lado.

Lavar el pepino y cortarlo en rodajas gruesas. Dejar a un lado.

Procesar los espárragos, apio, col rizada, verdes de mostaza, limón y pepino en una juguera.

Transferir a un vaso y añadir algunos cubos de hielo antes de servir.

Información nutricional por porción: Kcal: 107, Proteínas: 10.7g, Carbohidratos: 33g, Grasas: 1.7g

17.   Jugo de Frambuesa y Menta

Ingredientes:

2 tazas de frambuesas frescas

2 tazas de menta fresca, en trozos

1 naranja grande

1 manzana verde grande, sin centro

1 lima grande

2 onzas de agua

Preparación:

Lavar las frambuesas bajo agua fría y dejar a un lado.

Lavar la menta y romper con las manos. Dejar a un lado.

Pelar la naranja y dividirla en gajos. Dejar a un lado.

Pelar la manzana y remover el centro. Trozar y dejar a un lado.

Pelar la lima y cortarla por la mitad. Dejar a un lado.

Procesar las frambuesas, menta, naranja, manzana y lima en una juguera. Transferir a un vaso y añadir el agua.

Agregar hielo y servir inmediatamente.

Información nutricional por porción: Kcal: 258, Proteínas: 7.6g, Carbohidratos: 90.1g, Grasas: 2.7g

18.   Jugo de Tomate y Calabaza

Ingredientes:

1 taza de calabaza, en cubos

2 tomates Roma medianos, en trozos

1 taza de albahaca fresca, en trozos

1 pepino grande

¼ cucharadita de orégano seco

½ cucharadita de sal marina

2 onzas de agua

Preparación:

Pelar la calabaza y cortarla por la mitad. Remover las semillas usando una cuchara. Cortar un gajo grande y pelarlo. Trozar y dejar a un lado. Reservar el resto.

Lavar los tomates y ponerlos en un tazón. Cortarlos en cuartos y reservar el jugo. Dejar a un lado.

Lavar la albahaca bajo agua fría. Trozar y dejar a un lado.

Lavar el pepino y cortarlo en rodajas gruesas. Dejar a un lado.

Procesar la calabaza, tomates, albahaca y pepino en una juguera. Transferir a un vaso y añadir el orégano, sal, agua y jugo de tomate.

Refrigerar 10 minutos antes de servir.

Información nutricional por porción: Kcal: 87, Proteínas: 4.9g, Carbohidratos: 23.9g, Grasas: 0.9g

19.   Jugo de Moras y Durazno

Ingredientes:

1 taza de moras frescas

2 duraznos medianos

1 limón grande

1 taza de cantalupo, en cubos

1 zanahoria grande

1 manzana amarilla pequeña, sin centro

2 onzas de agua

Preparación:

Lavar las moras bajo agua fría y dejar a un lado.

Lavar los duraznos y cortarlos por la mitad. Remover los carozos y trozar. Dejar a un lado.

Cortar el cantalupo por la mitad. Remover las semillas y pulpa. Cortar dos gajos y pelarlos. Trozar y dejar a un lado. Reservar el resto en la nevera.

Lavar la zanahoria y cortarla en rodajas gruesas. Dejar a un lado.

Lavar la manzana y remover el centro. Trozar y dejar a un lado.

Procesar las moras, duraznos, cantalupo, zanahoria y manzana en una juguera. Transferir a un vaso y añadir el agua.

Agregar algunos cubos de hielo y servir inmediatamente.

Información nutricional por porción: Kcal: 272, Proteínas: 7.7g, Carbohidratos: 85g, Grasas: 2.3g

20. Jugo de Alcachofa y Calabacín

Ingredientes:

1 alcachofa grande

1 calabacín mediano

1 zanahoria grande

1 lechuga roja, en trozos

1 taza de berro, en trozos

3 onzas de agua

Preparación:

Recortar las hojas externas de la alcachofa. Trozar y dejar a un lado.

Pelar el calabacín y cortarlo por la mitad. Remover las semillas y trozar. Dejar a un lado.

Lavar la zanahoria y cortarla en rodajas gruesas. Dejar a un lado.

Combinar la lechuga roja y berro en un colador. Lavar, colar y romper con las manos. Dejar a un lado.

Procesar la alcachofa, calabacín, zanahoria, lechuga roja y berro en una juguera. Transferir a un vaso y añadir el agua.

Puede rociar con menta fresca. Agregar hielo y servir inmediatamente.

Información nutricional por porción: Kcal: 94, Proteínas: 9.4g, Carbohidratos: 31.1g, Grasas: 1.1g

21.   Jugo de Naranja y Granada

Ingredientes:

1 naranja grande

1 taza de semillas de granada

1 taza de repollo morado, en trozos

1 taza de batatas, en cubos

1 pepino grande

2 onzas de agua

Preparación:

Pelar la naranja y dividirla en gajos. Dejar a un lado.

Cortar la parte superior de la granada, y bajar hacia las membranas blancas. Remover las semillas a un vaso medidor y dejar a un lado.

Lavar el repollo bajo agua fría. Colar y trozar. Dejar a un lado.

Pelar la batata y cortarla en cubos. Rellenar un vaso medidor y reservar el resto.

Lavar el pepino y cortarlo en rodajas gruesas. Dejar a un lado.

Combinar la naranja, semillas de granada, repollo morado, batatas y pepino en una juguera, y pulsar.

Transferir a un vaso y añadir el agua. Agregar algunos cubos de hielo y servir inmediatamente.

Información nutricional por porción: Kcal: 251, Proteínas: 6.8g, Carbohidratos: 73.1g, Grasas: 1.5g

22. Jugo de Apio y Pomelo

Ingredientes:

2 tazas de apio, en trozos

2 pomelos grandes

1 lima grande

2 zanahorias grandes

1 rodaja de jengibre, de 1 pulgada

2 onzas de agua

Preparación:

Lavar el apio y trozarlo. Dejar a un lado.

Pelar los pomelos y dividirlos en gajos. Dejar a un lado.

Pelar la lima y cortarla por la mitad. Dejar a un lado.

Lavar las zanahorias y cortarlas en rodajas gruesas. Dejar a un lado.

Pelar la rodaja de jengibre y dejar a un lado.

Procesar el apio, pomelos, lima, zanahorias y jengibre en una juguera. Transferir a un vaso y añadir el agua.

Refrigerar 15 minutos antes de servir.

Información nutricional por porción: Kcal: 250, Proteínas: 6.7g, Carbohidratos: 76.3g, Grasas: 1.4g

23.   Jugo de Papaya y Cantalupo

Ingredientes:

1 taza de papaya, en trozos

1 manzana verde grande, sin centro

1 taza de cantalupo, en cubos

1 pepino grande

1 limón grande

Preparación:

Pelar la papaya y cortarla por la mitad. Remover las semillas y pulpa. Trozar y rellenar un vaso medidor. Refrigerar el resto. Dejar a un lado.

Lavar la manzana y remover el centro. Trozar y dejar a un lado.

Cortar el cantalupo por la mitad. Remover las semillas y pulpa. Cortar dos gajos y pelarlos. Trozar y dejar a un lado. Reservar el resto en la nevera.

Lavar el pepino y cortarlo en rodajas gruesas. Dejar a un lado.

Pelar la lima y cortarla por la mitad. Dejar a un lado.

Procesar la papaya, manzana, cantalupo, pepino y lima en una juguera. Transferir a un vaso y agregar hielo antes de servir.

Información nutricional por porción: Kcal: 245, Proteínas: 5.5g, Carbohidratos: 72.8g, Grasas: 1.6g

24.   Jugo de Guayaba y Calabaza

Ingredientes:

1 taza de calabaza amarilla, en trozos

1 guayaba grande

1 zanahoria grande

1 pepino grande

1 naranja grande

1 cucharada de miel

Preparación:

Pelar la calabaza amarilla y remover las semillas. Cortar en cubos y reservar el resto para otro jugo, envuelto en film.

Pelar la guayaba y trozarla. Dejar a un lado.

Lavar la zanahoria y pepino y cortar en rodajas. Dejar a un lado.

Combinar la calabaza amarilla, guayaba, zanahoria y pepino en una juguera, y pulsar.

Transferir a un vaso y añadir la miel. Agregar hielo y servir inmediatamente.

Información nutricional por porción: Kcal: 266, Proteínas: 7.2g, Carbohidratos: 80.7g, Grasas: 1.4g

25.   Jugo de Arándanos y Melón

Ingredientes:

1 taza de arándanos frescos

2 tazas de sandía, en cubos

1 manzana Granny Smith grande

1 taza de Lechuga romana, en trozos

3 onzas de agua de coco

Preparación:

Lavar los arándanos bajo agua fría. Cortar y dejar a un lado.

Cortar la sandía por la mitad. Para una taza necesitará un gajo grande. Pelarlo y trozarlo. Remover las semillas y dejar a un lado. Reservar el resto.

Lavar la lechuga y romper con las manos. Dejar a un lado.

Combinar los arándanos, sandía, manzana y lechuga en una juguera, y pulsar. Transferir a un vaso y añadir el agua de coco.

Agregar hielo y servir inmediatamente.

Información nutricional por porción: Kcal: 282, Proteínas: 4.4g, Carbohidratos: 77g, Grasas: 1.4g

26. Jugo de Limón y Albahaca

Ingredientes:

2 limones grandes

2 tazas de albahaca fresca, en trozos

1 naranja mediana

1 pepino grande

1 nudo de jengibre pequeño, de 1 pulgada

2 onzas de agua

Preparación:

Pelar los limones y cortarlos por la mitad. Dejar a un lado.

Lavar la hoja de albahaca bajo agua fría. Colar y dejar a un lado.

Pelar la naranja y dividirla en gajos. Dejar a un lado.

Lavar el pepino y cortarlo en rodajas gruesas. Dejar a un lado.

Pelar el nudo de jengibre y dejar a un lado.

Combinar los limones, albahaca, naranja, pepino y jengibre en una juguera, y pulsar.

Transferir a un vaso y añadir el agua. Refrigerar 20 minutos antes de servir, o agregar hielo y servir inmediatamente.

Información nutricional por porción: Kcal: 124, Proteínas: 6.1g, Carbohidratos: 39.5g, Grasas: 1.1g

27.   Jugo de Acelga y Zanahoria

Ingredientes:

3 zanahorias grandes

2 tazas de Acelga

1 taza de coliflor

1 lima grande

1 naranja grande

2 onzas de agua

Preparación:

Lavar las zanahorias y cortarlas en rodajas gruesas. Dejar a un lado.

Lavar la acelga y romper con las manos. Dejar a un lado.

Recortar las hojas externas de la coliflor. Lavar y trozar. Rellenar un vaso medidor y reservar el resto en la nevera.

Pelar la lima y cortarla por la mitad. Dejar a un lado.

Pelar la naranja y dividirla en gajos. Dejar a un lado.

Procesar las zanahorias, acelga, coliflor, lima y naranja en una juguera. Transferir a un vaso y añadir el agua.

Agregar hielo y servir inmediatamente.

Información nutricional por porción: Kcal: 173, Proteínas: 7.3g, Carbohidratos: 54g, Grasas: 1.2g

28. Jugo de Pimiento y Remolacha

Ingredientes:

3 remolachas grandes, recortadas

2 pimientos rojos grandes, en trozos

1 taza de albahaca fresca

1 lima grande

1 taza de lechuga roja, en trozos

1 pepino grande

Preparación:

Lavar las remolachas y recortar las partes verdes. Trozar y dejar a un lado.

Lavar los pimientos y cortarlos por la mitad. Remover las semillas y trozarlas. Dejar a un lado.

Pelar la lima y cortarla por la mitad. Dejar a un lado.

Poner la lechuga roja en un colador y lavar bajo agua fría. Colar y trozar. Dejar a un lado.

Lavar el pepino y cortarlo en rodajas gruesas. Dejar a un lado.

Procesar las remolachas, pimientos, lima, lechuga roja y pepino en una juguera. Transferir a un vaso y añadir cubos de hielo.

Servir inmediatamente.

Información nutricional por porción: Kcal: 208, Proteínas: 10.5g, Carbohidratos: 59.2g, Grasas: 1.9g

29.   Jugo de Kiwi y Col Rizada

Ingredientes:

3 kiwis grandes

1 taza de col rizada fresca

1 limón grande

1 manzana verde grande, sin centro

1 taza de menta fresca

Un puñado de espinaca fresca

3 onzas de agua

Preparación:

Pelar los kiwis y limón. Cortarlos por la mitad y dejar a un lado.

Lavar la col rizada, menta y espinaca, y combinarlas en un tazón. Verter agua caliente y dejar reposar por 10 minutos. Colar y trozar. Dejar a un lado.

Lavar la manzana y remover el centro. Trozar y dejar a un lado.

Procesar los kiwis, limón, col rizada, menta, espinaca y manzana en una juguera. Transferir a un vaso y añadir el agua.

Agregar hielo y servir inmediatamente.

Información nutricional por porción: Kcal: 246, Proteínas: 8.6g, Carbohidratos: 74.5g, Grasas: 2.6g

30. Jugo de Puerro y Rábano

Ingredientes:

2 puerros grandes, en trozos

3 rábanos grandes, en trozos

2 tazas de verdes de remolacha, en trozos

1 taza de verdes de ensalada, en trozos

1 pepino grande

½ cucharadita de Sal Himalaya

¼ cucharadita de Pimienta cayena, pequeña

3 onzas de agua

Preparación:

Lavar los puerros y trozarlos. Dejar a un lado.

Lavar los rábanos y recortar las partes verdes. Trozar y dejar a un lado.

Combinar los verdes de remolacha y verdes de ensalada en un colador. Lavar bajo agua fría. Colar y dejar a un lado.

Lavar el pepino y cortarlo en rodajas. Dejar a un lado.

Combinar los puerros, rábanos, verdes de ensalada, verdes de remolacha y pepino en una juguera, y pulsar.

Transferir a un vaso y añadir la sal, pimienta cayena y agua.

Refrigerar 15 minutos antes de servir.

Información nutricional por porción: Kcal: 148, Proteínas: 7.6g, Carbohidratos: 42.3g, Grasas: 1.2g

31. Jugo de Manzana Fuji y Arándanos

Ingredientes:

1 taza de arándanos agrios

1 naranja grande

1 taza de sandía, en cubos

1 manzana Fuji pequeña, sin centro

1 nudo de jengibre pequeño, de 1 pulgada

2 onzas de agua de coco

Preparación:

Poner los arándanos agrios en un colar y lavarlos bajo agua fría. Colar y dejar a un lado.

Pelar la naranja y dividirla en gajos. Dejar a un lado.

Cortar la sandía por la mitad. Para 1 taza, necesitará un gajo grande. Pelar y trozar. Remover las semillas y dejar a un lado. Reservar el resto en la nevera.

Lavar la manzana y remover el centro. Trozar y dejar a un lado.

Pelar el nudo de jengibre y dejar a un lado.

Combinar los arándanos agrios, naranja, sandía, manzana y jengibre en una juguera, y pulsar.

Transferir a un vaso y añadir el agua de coco. Agregar hielo y servir inmediatamente.

Información nutricional por porción: Kcal: 223, Proteínas: 3.8g, Carbohidratos: 66g, Grasas: 0.9g

32. Jugo de Palta y Ananá

Ingredientes:

1 taza de palta, en cubos

1 taza de trozos de ananá

1 naranja grande

1 pepino grande

2 onzas de agua

Preparación:

Pelar la palta y cortarla por la mitad. Remover el carozo y cortarla en cubos. Dejar a un lado.

Cortar la parte superior del ananá. Pelarlo y trozarlo. Reservar el resto en la nevera.

Pelar la naranja y dividirla en gajos. Dejar a un lado.

Lavar el pepino y cortarlo en rodajas gruesas. Dejar a un lado.

Combinar la palta, ananá, naranja y pepino en una juguera, y pulsar.

Transferir a un vaso y añadir el agua. Agregar hielo y servir inmediatamente.

Información nutricional por porción: Kcal: 375, Proteínas: 7.5g, Carbohidratos: 66.6g, Grasas: 22.15g

33.   Jugo de Agave y Ciruela

Ingredientes:

5 ciruelas grandes, sin carozo

1 manzana Granny Smith grande, sin centro

1 taza de sandía, en cubos

1 cucharada de néctar de agave

3 onzas de agua

Preparación:

Lavar las ciruelas y cortarlas por la mitad. Remover el carozo y trozar. Dejar a un lado.

Lavar la manzana y remover el centro. Trozar y dejar a un lado.

Cortar la sandía por la mitad. Para 1 taza, necesitará un gajo grande. Pelar y trozar. Remover las semillas y dejar a un lado. Reservar el resto en la nevera.

Combinar las ciruelas, manzana y sandía en una juguera, y pulsar.

Transferir a un vaso y añadir el néctar de agave y agua. Agregar hielo y servir.

Información nutricional por porción: Kcal: 330, Proteínas: 4.1g, Carbohidratos: 93.2g, Grasas: 1.5g

34.   Jugo de Coliflor y Remolacha

Ingredientes:

1 cabeza de coliflor pequeña, en trozos

2 remolachas grandes, recortadas

1 lima grande

2 rábanos grandes, en trozos

¼ cucharadita de Sal Himalaya

3 onzas de agua

Preparación:

Recortar las hojas externas de la coliflor. Lavar y trozar. Dejar a un lado.

Lavar las remolachas y rábanos. Recortar las partes verdes y trozar. Dejar a un lado.

Pelar la lima y cortarla por la mitad. Dejar a un lado.

Combinar la coliflor, remolachas, rábanos y lima en una juguera. Pulsar, transferir a un vaso y añadir la sal Himalaya y agua.

Agregar hielo y servir inmediatamente.

Información nutricional por porción: Kcal: 135, Proteínas: 9.3g, Carbohidratos: 41g, Grasas: 1.2g

35.   Jugo de Frijoles Verdes y Zanahoria

Ingredientes:

1 taza de frijoles verdes

3 zanahorias grandes

1 limón grande

1 taza de col rizada fresca, en trozos

1 pepino grande

1 cucharada de miel, cruda

Preparación:

Lavar los frijoles verdes y ponerlos en una olla mediana. Agregar agua hasta cubrir y remojar por 2 horas. Dejar a un lado.

Lavar las zanahorias y cortarlas en rodajas gruesas. Dejar a un lado.

Lavar la col rizada bajo agua fría. Colar y dejar a un lado.

Procesar los frijoles verdes, zanahoria, limón, col rizada y pepino en una juguera.

Transferir a un vaso y añadir la miel. Refrigerar 30 minutos antes de servir.

Información nutricional por porción: Kcal: 239, Proteínas: 9.4g, Carbohidratos: 50g, Grasas: 1.8g

36. Jugo de Brotes de Bruselas y Repollo

Ingredientes:

2 tazas de Brotes de Bruselas, por la mitad

1 taza de repollo verde, en trozos

1 calabacín grande, en trozos

1 taza de apio, en trozos

¼ cucharadita de Sal Himalaya

2 onzas de agua

Preparación:

Lavar los brotes de Bruselas y recortar las hojas externas. Cortarlos por la mitad y dejar a un lado.

Lavar el repollo bajo agua fría. Colar y trozar. Dejar a un lado.

Pelar el calabacín y cortarlo por la mitad. Remover las semillas y trozar. Dejar a un lado.

Lavar el apio y trozarlo. Dejar a un lado.

Combinar los brotes de Bruselas, repollo, calabacín y apio en una juguera, y pulsar. Transferir a un vaso y añadir la sal Himalaya y agua.

Agregar hielo o refrigerar antes de servir.

Información nutricional por porción: Kcal: 115, Proteínas: 11.7g, Carbohidratos: 33.9g, Grasas: 1.8g

37. Jugo de Calabazas Mixtas

Ingredientes:

1 taza de calabaza amarilla, en trozos

1 taza de zapallo calabaza, en trozos

1 calabacín grande

1 taza de calabaza, en trozos

1 zanahoria grande

¼ cucharadita de Sal Himalaya

2 onzas de agua

Preparación:

Pelar la calabaza amarilla y remover las semillas. Cortar en cubos y reservar el resto para otro jugo, envuelto en film.

Lavar el zapallo calabaza y cortarlo por la mitad. Remover las semillas. Trozar y dejar a un lado. Reservar el resto.

Pelar el calabacín y cortarlo por la mitad. Remover las semillas y trozar. Dejar a un lado.

Pelar la calabaza y cortarla por la mitad. Remover las semillas usando una cuchara. Cortar un gajo grande y pelarlo. Trozar y dejar a un lado. Reservar el resto.

Lavar la zanahoria y cortarla en rodajas gruesas. Dejar a un lado.

Procesar la calabaza amarilla, zapallo calabaza, calabacín, calabaza y zanahoria en una juguera.

Transferir a un vaso y añadir la sal Himalaya y agua. Refrigerar 15 minutos antes de servir.

Información nutricional por porción: Kcal: 163, Proteínas: 8.4g, Carbohidratos: 45.8g, Grasas: 1.8g

38. Jugo de Moras y Cantalupo

Ingredientes:

2 tazas de moras

1 taza de cantalupo, en cubos

1 naranja grande

1 limón grande

1 manzana Granny Smith pequeña

Preparación:

Poner las moras en un colador y lavar bajo agua fría. Colar y dejar a un lado.

Cortar el cantalupo por la mitad. Remover las semillas y pulpa. Cortar dos gajos y pelarlos. Trozar y dejar a un lado. Reservar el resto en la nevera.

Pelar la naranja y dividirla en gajos. Dejar a un lado.

Pelar el limón y cortarlo por la mitad. Dejar a un lado.

Lavar la manzana y remover el centro. Trozar y dejar a un lado.

Combinar las moras, cantalupo, naranja, limón y manzana en una juguera, y pulsar. Transferir a un vaso y refrigerar 10 minutos antes de servir.

Información nutricional por porción: Kcal: 258, Proteínas: 8.3g, Carbohidratos: 87g, Grasas: 2.4g

39.   Jugo de Durazno y Manzana

Ingredientes:

2 duraznos grandes, en trozos

1 manzana roja mediana, sin centro

1 naranja grande

1 nudo de jengibre, de 1 pulgada

2 onzas de agua

Preparación:

Lavar los duraznos y cortarlos por la mitad. Remover los carozos y trozar. Dejar a un lado.

Lavar la manzana y remover el centro. Trozar y dejar a un lado.

Pelar la naranja y dividirla en gajos. Dejar a un lado.

Pelar el nudo de jengibre y dejar a un lado.

Procesar los duraznos, manzana, naranja y jengibre en una juguera. Transferir a un vaso y añadir el agua.

Agregar hielo o refrigerar antes de servir.

Información nutricional por porción: Kcal: 294, Proteínas: 5.6g, Carbohidratos: 85.8g, Grasas: 1.5g

40. Jugo de Zanahoria y Sandía

Ingredientes:

3 zanahorias grandes

1 manzana verde grande, sin centro

1 naranja grande

1 taza de sandía, en cubos

1 taza de uvas verdes

1 nudo de jengibre pequeño, 1 pulgada

Preparación:

Lavar las zanahorias y cortarlas en rodajas gruesas. Dejar a un lado.

Lavar la manzana y remover el centro. Trozar y dejar a un lado.

Pelar la naranja y dividirla en gajos. Dejar a un lado.

Cortar la sandía por la mitad. Para 1 taza, necesitará un gajo grande. Pelar y trozar. Remover las semillas y dejar a un lado. Reservar el resto en la nevera.

Lavar las uvas bajo agua fría. Colar y dejar a un lado.

Pelar el nudo de jengibre y dejar a un lado.

Combinar las zanahorias, manzana, naranja, sandía y jengibre en una juguera, y pulsar.

Transferir a un vaso y añadir hielo antes de servir.

Información nutricional por porción: Kcal: 335, Proteínas: 6.2g, Carbohidratos: 98g, Grasas: 1.7g

41.   Jugo de Brócoli y Rúcula

Ingredientes:

1 taza de brócoli

1 taza de rúcula, en trozos

2 puerros grandes, en trozos

1 taza de verdes de remolacha, en trozos

1 taza de verdes de ensalada, en trozos

1 pepino grande

1 lima grande

Un puñado de espinaca, en trozos

Preparación:

Combinar la rúcula, verdes de remolacha, verdes de ensalada y espinaca en un colador. Lavar bajo agua fría y trozar con las manos.

Lavar el brócoli y trozarlo. Dejar a un lado.

Lavar los puerros y trozarlos. Dejar a un lado.

Lavar el pepino y cortarlo en rodajas gruesas. Dejar a un lado.

Pelar la lima y cortarla por la mitad. Dejar a un lado.

Procesar la rúcula, verdes de remolacha, verdes de ensalada, espinaca, puerros, brócoli, pepino y lima en una juguera. Transferir a un vaso y refrigerar 30 minutos antes de servir.

Información nutricional por porción: Kcal: 194, Proteínas: 13.1g, Carbohidratos: 55.7g, Grasas: 1.8g

42.   Jugo de Arándanos Agrios y Mango

Ingredientes:

1 taza de arándanos agrios

1 taza de trozos de mango

1 manzana verde mediana, sin centro

1 gajo de melón dulce grande, en trozos

1 taza de menta fresca

½ taza de agua caliente

Preparación:

Poner los arándanos agrios en un colar y lavarlos bajo agua fría. Colar y dejar a un lado.

Pelar el mango y trozarlo. Dejar a un lado.

Lavar la manzana y remover el centro. Trozar y dejar a un lado.

Cortar el melón por la mitad. Remover las semillas. Cortar un gajo grande y pelarlo. Trozar y poner en un tazón. Reservar el resto en la nevera.

Combinar la menta y agua caliente y dejar reposar por 15 minutos.

Procesar el mango, manzana, melón y menta en una juguera. Transferir a un vaso y añadir agua de la menta remojada. Refrigerar 30 minutos antes de servir.

Información nutricional por porción: Kcal: 261, Proteínas: 4.3g, Carbohidratos: 79.1g, Grasas: 1.5g

43. Jugo de Apio y Palta

Ingredientes:

3 tazas de apio, en trozos

1 taza de trozos de palta

1 taza de cantalupo, en trozos

1 taza de albahaca fresca, en trozos

1 taza de pepino, en rodajas

2 onzas de agua

Preparación:

Lavar el apio y trozarlo. Dejar a un lado.

Pelar la palta y cortarla por la mitad. Remover el carozo y trozar. Rellenar un vaso medidor y refrigerar el resto.

Cortar el cantalupo por la mitad. Remover las semillas y pulpa. Cortar dos gajos y pelarlos. Trozar y dejar a un lado. Reservar el resto en la nevera.

Lavar la albahaca bajo agua fría. Colar y trozar con las manos. Dejar a un lado.

Lavar el pepino y cortarlo en rodajas gruesas. Dejar a un lado.

Procesar el apio, palta, cantalupo, albahaca y pepino en una juguera. Transferir a un vaso y refrigerar 15 minutos antes de servir.

Información nutricional por porción: Kcal: 288, Proteínas: 7.5g, Carbohidratos: 37.1g, Grasas: 23g

44.   Jugo de Pomelo y Frambuesa

Ingredientes:

1 pomelo grande

1 taza de frambuesas

1 limón grande

1 lima grande

1 manzana amarilla mediana, sin centro

4 onzas de agua de coco

Preparación:

Pelar el pomelo y dividirlo en gajos. Dejar a un lado.

Poner las frambuesas en un colador y lavarlas bajo agua fría. Colar y dejar a un lado.

Pelar el limón y lima. Cortarlos por la mitad y dejar a un lado.

Lavar la manzana y remover el centro. Trozar y dejar a un lado.

Combinar el pomelo, frambuesas, limón, lima y manzana en una juguera, y pulsar. Transferir a un vaso y añadir el agua de coco.

Agregar hielo y servir inmediatamente.

Nota:

El limón y lima contienen una alta cantidad de citrato, asique añada más agua de lo normal.

Información nutricional por porción: Kcal: 240, Proteínas: 4.6g, Carbohidratos: 76g, Grasas: 1.6g

45. Jugo Dulce de Alcachofa

Ingredientes:

1 alcachofa grande

1 manzana verde grande, sin centro

1 taza de verdes de mostaza, en trozos

1 gajo de melón dulce grande

1 taza de berro, en trozos

2 onzas de agua

¼ cucharadita de néctar de agave

Preparación:

Recortar las hojas externas de la alcachofa. Trozar y dejar a un lado.

Lavar la manzana y remover el centro. Trozar y dejar a un lado.

Cortar el melón por la mitad. Remover las semillas. Cortar un gajo grande y pelarlo. Trozar y poner en un tazón. Reservar el resto en la nevera.

Combinar el berro y verdes de mostaza en un colador, y lavar bajo agua fría. Colar y dejar a un lado.

Procesar la alcachofa, manzana, melón, berro y verdes de mostaza en una juguera. Transferir a un vaso y añadir el agua y néctar de agave.

Agregar hielo y servir inmediatamente.

Información nutricional por porción: Kcal: 261, Proteínas: 9.4g, Carbohidratos: 79.6g, Grasas: 1.1g

46. Jugo de Guayaba y Melón

Ingredientes:

1 guayaba grande

1 taza de sandía

1 naranja grande

1 kiwi grande

1 manzana verde grande, sin centro

3 onzas de agua de coco

Preparación:

Lavar la guayaba y trozarla.

Cortar la sandía por la mitad. Para una taza necesitará un gajo grande. Pelarlo y trozarlo. Remover las semillas y dejar a un lado. Reservar el resto.

Pelar la naranja y dividirla en gajos. Dejar a un lado.

Pelar el kiwi y cortarlo por la mitad. Dejar a un lado.

Lavar la manzana y remover el centro. Trozar y dejar a un lado.

Combinar la guayaba, sandía, naranja, kiwi y manzana en una juguera, y pulsar. Transferir a un vaso y añadir el agua de coco.

Agregar hielo o refrigerar antes de servir.}

Información nutricional por porción: Kcal: 264, Proteínas: 5.6g, Carbohidratos: 73.8g, Grasas: 1.6g

47.   Jugo de Cereza y Arándanos

Ingredientes:

1 taza de cerezas, sin carozo

1 manzana verde grande, sin centro

1 taza de arándanos

1 naranja mediana

3 onzas de agua de coco

1 cucharada de néctar de agave

Preparación:

Combinar las cerezas y arándanos en un colador. Lavar bajo agua fría, colar y dejar a un lado.

Lavar la manzana y remover el centro. Trozar y dejar a un lado.

Pelar la naranja y dividirla en gajos. Dejar a un lado.

Combinar las cerezas, arándanos, manzana y naranja en una juguera, y pulsar. Transferir a un vaso y añadir el agua de coco.

Agregar hielo y servir inmediatamente.

Información nutricional por porción: Kcal: 375, Proteínas: 4.8g, Carbohidratos: 91.5g, Grasas: 1.3g

48.   Jugo de Hinojo y Romero

Ingredientes:

1 hinojo grande

1 manzana Granny Smith grande

1 pepino grande

1 rama de romero

¼ cucharadita de Sal Himalaya

2 onzas de agua

Preparación:

Lavar el bulbo de hinojo y recortar las capas marchitas. Trozar y dejar a un lado.

Lavar la manzana y remover el centro. Trozar y dejar a un lado.

Lavar el pepino y trozarlo. Dejar a un lado.

Procesar el hinojo, manzana y pepino en una juguera. Transferir a un vaso y añadir la sal Himalaya y agua. Rociar con romero y refrigerar 30 minutos antes de servir.

Información nutricional por porción: Kcal: 179, Proteínas: 5.7g, Carbohidratos: 56g, Grasas: 1.2g

49.   Jugo de Frutilla y Naranja

Ingredientes:

1 taza de frutillas

1 naranja grande

1 taza de cantalupo

1 zanahoria grande

2 onzas de agua

Preparación:

Lavar las frutillas bajo agua fría. Colar y cortarlas por la mitad. Dejar a un lado.

Pelar la naranja y dividirla en gajos. Dejar a un lado.

Cortar el cantalupo por la mitad. Remover las semillas. Cortar dos gajos y pelarlos. Trozar y dejar a un lado. Reservar el resto en la nevera.

Lavar la zanahoria y cortarla en rodajas gruesas. Dejar a un lado.

Combinar las frutillas, naranja, cantalupo y zanahoria en una juguera, y pulsar.

Transferir a un vaso y añadir el agua. Agregar hielo y servir inmediatamente.

Información nutricional por porción: Kcal: 177, Proteínas: 4.9g, Carbohidratos: 55g, Grasas: 1.2g

50.   Jugo de Naranja y Coliflor

Ingredientes:

1 taza de coliflor, en trozos

1 naranja grande

1 zanahoria grande

1 pimiento rojo grande

1 taza de col rizada fresca, en trozos

¼ cucharadita de Sal Himalaya

3 onzas de agua

Preparación:

Recortar las hojas externas de la coliflor. Lavar y trozar. Rellenar un vaso medidor. Reservar el resto en la nevera.

Pelar la naranja y dividirla en gajos. Dejar a un lado.

Lavar la zanahoria y cortarla en rodajas gruesas. Dejar a un lado.

Lavar el pimiento y cortarlo por la mitad. Remover las semillas y trozar. Dejar a un lado.

Lavar la col rizada y romper con las manos. Dejar a un lado.

Procesar la coliflor, naranja, zanahoria, pimiento rojo y col rizada en una juguera. Transferir a un vaso y añadir el agua y sal.

Refrigerar 10 minutos antes de servir.

Información nutricional por porción: Kcal: 169, Proteínas: 8.9g, Carbohidratos: 49.6g, Grasas: 1.8g

51. Jugo de Ciruela y Tomate

Ingredientes:

5 tomates ciruela, por la mitad

1 taza de berro, en trozos

1 taza de albahaca, en trozos

1 pimiento verde grande

1 pepino grande

Un puñado de espinaca

Preparación:

Lavar los tomates ciruela y ponerlos en un tazón. Cortarlos por la mitad y reservar el jugo. Dejar a un lado.

Combinar el berro, albahaca y espinaca en un colador. Lavar bajo agua fría. Colar y trozar con las manos. Dejar a un lado.

Lavar el pimiento verde y cortarlo por la mitad. Remover las semillas y trozar. Dejar a un lado.

Lavar el pepino y cortarlo en rodajas gruesas. Dejar a un lado.

Procesar los tomates ciruela, berro, albahaca, espinaca, pimiento verde y pepino en una juguera. Transferir a un vaso y añadir la sal y agua.

Agregar hielo y servir.

Información nutricional por porción: Kcal: 112, Proteínas: 8.5g, Carbohidratos: 32.7g, Grasas: 1.5g

52. Jugo de Calabacín y Remolacha

Ingredientes:

1 calabacín grande

1 taza de remolachas, recortadas

1 manzana verde grande

1 rábano grande, recortado

1 tallo de apio grande, en trozos

2 onzas de agua

Preparación:

Pelar el calabacín y cortarlo por la mitad. Remover las semillas y trozar. Dejar a un lado.

Lavar las remolachas y rábano. Recortar las partes verdes y trozar. Dejar a un lado.

Lavar la manzana y remover el centro. Trozar y dejar a un lado.

Lavar el apio y trozarlo. Dejar a un lado.

Combinar el calabacín, remolachas, manzana, rábano y apio en una juguera, y pulsar. Transferir a un vaso y añadir el agua.

Agregar hielo antes de servir.

Información nutricional por porción: Kcal: 170, Proteínas: 7.3g, Carbohidratos: 47.9g, Grasas: 1.7g

53.   Jugo de Canela y Calabaza

Ingredientes:

1 taza de trozos de calabaza

1 manzana amarilla grande, sin centro

1 zanahoria grande

1 naranja grande

¼ cucharadita de canela, molida

3 onzas de agua

Preparación:

Pelar la calabaza y cortarla por la mitad. Remover las semillas usando una cuchara. Cortar un gajo grande y pelarlo. Trozar y dejar a un lado. Reservar el resto.

Lavar la zanahoria y cortarla en rodajas gruesas. Dejar a un lado.

Lavar la manzana y remover el centro. Trozar y dejar a un lado.

Pelar la naranja y dividirla en gajos. Dejar a un lado.

Procesar la calabaza, manzana, zanahoria y naranja en una juguera. Transferir a un vaso y añadir la canela y agua.

Agregar hielo y servir inmediatamente.

Información nutricional por porción: Kcal: 220, Proteínas: 4.1g, Carbohidratos: 65.3g, Grasas: 0.8g

54. Jugo de Brotes de Bruselas y Calabaza

Ingredientes:

1 taza de Brotes de Bruselas

1 taza de zapallo calabaza

1 pepino grande

2 kiwis grandes

1 lima grande

3 onzas agua

1 cucharada de miel

Preparación:

Lavar los brotes de Bruselas y recortar las capas externas. Cortarlos por la mitad y dejar a un lado.

Lavar el zapallo calabaza y cortarlo por la mitad. Remover las semillas. Trozar y rellenar un vaso medidor. Reservar el resto.

Lavar el pepino y cortarlo en rodajas gruesas. Dejar a un lado.

Pelar los kiwis y lima. Cortarlos por la mitad y dejar a un lado.

Combinar los brotes de Bruselas, zapallo calabaza, pepino, kiwis y lima en una juguera, y pulsar.

Transferir a un vaso y añadir el agua y miel. Agregar hielo o refrigerar 15 minutos antes de servir.

Información nutricional por porción: Kcal: 221, Proteínas: 7.8g, Carbohidratos: 64.6g, Grasas: 1.7g

55. Jugo de Jengibre y Alcachofa}

Ingredientes:

1 alcachofa grande

1 pomelo grande

1 gajo de melón dulce grande

2 zanahorias grandes

1 nudo de jengibre pequeño, 1 pulgada

2 onzas de agua

Preparación:

Recortar las capas marchitas de la alcachofa. Trozar y dejar a un lado.

Pelar el pomelo y dividirlo en gajos. Dejar a un lado.

Cortar el melón dulce por la mitad. Remover las semillas. Cortar un gajo grande y pelarlo. Trozar y poner en un tazón. Refrigerar el resto en la nevera.

Lavar las zanahorias y cortarlas en rodajas gruesas. Dejar a un lado.

Pelar el nudo de jengibre y dejar a un lado.

Procesar la alcachofa, pomelo, melón, zanahorias y jengibre en una juguera.

Transferir a un vaso y añadir el agua. Agregar hielo y servir inmediatamente.

Información nutricional por porción: Kcal: 230, Proteínas: 9.5g, Carbohidratos: 72.6g, Grasas: 1.1g

56.   Jugo de Arándano y Frutilla

Ingredientes:

1 taza de arándanos

1 taza de frutillas

1 manzana verde mediana, sin centro

1 limón grande

1 pepino grande

Preparación:

Combinar los arándanos y frutillas en un colador. Lavar bajo agua fría. Colar y dejar a un lado.

Lavar la manzana y remover el centro. Trozar y dejar a un lado.

Pelar el limón y cortarlo por la mitad. Dejar a un lado.

Lavar el pepino y cortarlo en rodajas gruesas. Dejar a un lado.

Combinar los arándanos, frutillas, manzana, limón y pepino en una juguera, y pulsar. Transferir a un vaso y añadir hielo antes de servir.

Información nutricional por porción: Kcal: 284, Proteínas: 6.8, Carbohidratos: 87.9g, Grasas: 2.4g

OTROS TITULOS DE ESTE AUTOR

70 Recetas De Comidas Efectivas Para Prevenir Y Resolver Sus Problemas De Sobrepeso: Queme Calorías Rápido Usando Dietas Apropiadas y Nutrición Inteligente

Por

Joe Correa CSN

48 Recetas De Comidas Para Eliminar El Acné: ¡El Camino Rápido y Natural Para Reparar Sus Problemas de Acné En 10 Días O Menos!

Por

Joe Correa CSN

41 Recetas De Comidas Para Prevenir el Alzheimer: ¡Reduzca El Riesgo de Contraer La Enfermedad de Alzheimer De Forma Natural!

Por

Joe Correa CSN

70 Recetas De Comidas Efectivas Para El Cáncer De Mama: Prevenga Y Combata El Cáncer De Mama Con una Nutrición Inteligente y Alimentos Poderosos

Por

Joe Correa CSN

www.ingramcontent.com/pod-product-compliance
Lightning Source LLC
Chambersburg PA
CBHW030255030426
42336CB00009B/385